AF603592

RECHERCHES
PATHOLOGIQUES,
ANATOMIQUES ET JUDICIAIRES,
SUR LES SIGNES
DE L'EMPOISONNEMENT;
OU
RÉPONSE A CETTE QUESTION:

Quels ſont, dans les Malades & les Cadavres, les Signes certains d'après leſquels un Médecin puiſſe décider qu'un homme a été empoiſonné par un corroſif, lorſqu'il lui faut éclairer les Juges ſur ce délit?

Celui qui commet une injuſtice, & celui qui n'empêcheroit pas de la commettre, lorſqu'il le peut, ne ſeroient-ils pas auſſi coupables l'un que l'autre?

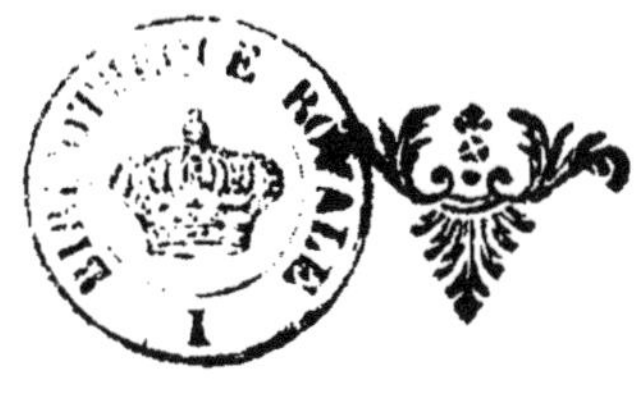

M. DCC. LXXXIV.

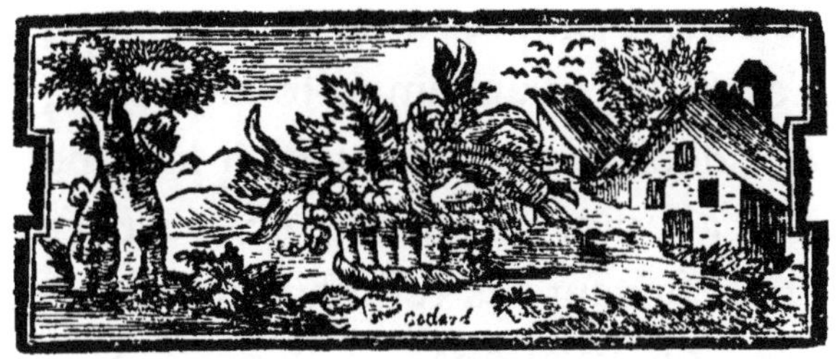

RECHERCHES SUR LES SIGNES *DE L'EMPOISONNEMENT*,

Ou Réponſe à cette Queſtion :

Quels ſont, dans les malades & les cadavres, les ſignes certains d'après leſquels un Médecin puiſſe décider qu'un homme a été empoiſonné par un corroſif, lorſqu'il lui faut éclairer les Juges ſur ce délit?

LA Juriſprudence & la Médecine ont le plus grand beſoin de la ſolution de cette importante Queſtion ; un fait récent le prouve : des Médecins d'une expérience conſommée & de la plus haute réputation ſe ſont trompés dans des rapports ſur l'exiſtence d'un empoiſonnement, & ont déclaré empoiſonné un homme qui ne l'a point été, qui ne peut l'avoir été, ſuivant les réſultats de leurs propres obſervations.

Ces recherches ont pour but, 1°. d'empêcher des Juges prêts à prononcer ſur ce prétendu délit, de commettre une injuſtice; 2°. de réſoudre en peu de mots les parties de la Queſtion propoſée relatives au fait qui a déterminé à les faire; 3°. de procurer une baſe ſolide aux rapports à dreſſer, & aux jugements à intervenir dans toute autre affaire ſemblable; 4°. d'exciter les ſçavants à des recherches plus étendues ſur le même ſujet.

Il n'eſt pas ſi aiſé qu'on ſe l'imagine de s'aſſurer ſi un malade a été empoiſonné; mais plus la choſe eſt difficile à ſaiſir, plus on doit uſer de circonſpection dans les rapports, & ſur-tout plus on doit craindre d'affirmer.

En effet, la diverſité des poiſons multiplie les ſymptômes des empoiſonnements, & exige des connoiſſances particulieres que peu de Médecins s'appliquent à acquérir, peut-être à cauſe de la rareté des occaſions d'en faire uſage : mille circonſtances tendent à les déguiſer : les temps, les lieux, les diſcours, ſouvent, malgré ſoi, l'influence des aſſiſtants.

Quelquefois ces ſymptômes reſſemblent à ceux de pluſieurs maladies ſpontanées, avec leſquelles d'autres circonſtances ſont propres à les faire confondre.

Enfin l'état du cadavre d'un homme mort ſpontanément peut avoir de tels rapports avec celui d'un homme cru empoiſonné, qu'il ſoit poſſible d'être trompé par l'apparence.

Ainſi lorſqu'il s'agit d'éclairer les Juges ſur un empoiſonnement, il ne faudroit pas moins que les connoiſſances tirées des réſultats de toutes ces comparaiſons, pour raſſurer un Médecin contre le danger de diriger le glaive de la Juſtice ſur l'innocence, ou de laiſſer le crime impuni.

Ce dernier inconvénient ſeroit ſans doute le moindre; mais la faute d'un Médecin qui, ſéduit par l'apparence, ou peut-être emporté par le cri preſque toujours affirmatif du Public en pareil cas, ſuppoſeroit un crime, ſeroit ſi grave, qu'on ne peut trop s'empreſſer de la prévenir.

Sans parler des ſuites fâcheuſes des traitements dirigés par cette erreur, s'il s'agiſſoit d'un ſujet vivant, les effets d'une déciſion peu réfléchie qui auroit forcé les Juges à commettre une injuſtice, ou ſeulement à inſtruire un procès ſcandaleux d'après un délit imaginaire, ne ſeroient-ils pas affreux?

L'exemple déplorable d'une telle faute, dans un cas bien plus aiſé à décider que l'empoiſonnement, fera ſentir de quelle circonſpection on doit uſer, lorſqu'il s'agit de ſtatuer ſur quelque délit; combien ſont étendues les connoiſſances que la matiere exige, & à quel point on doit craindre de hasarder son avis.

Quoique le trait soit à la louange d'un Sçavant que l'on cite sans l'avoir consulté, ce n'est pas le lieu de craindre de blesser sa modestie, lorsque sa conduite est une excellente leçon.

Il s'agit du malheureux *Montbailly*, accusé, convaincu, d'après les rapports des Jurés, d'avoir assassiné sa mere à *Saint Omer*, & puni d'une mort ignominieuse par Arrêt du Conseil Supérieur d'Artois, mais dont l'illustre M. *Louis* fit éclater l'innocence, lors de la revision sollicitée en faveur de sa mémoire auprès du même Tribunal.

Il étoit prouvé au procès-verbal d'inspection du cadavre, que les signes extérieurs n'étoient point l'effet des coups que les premiers Consultants avoient supposés, mais celui d'une chûte. La finesse du discernement de M. *Louis* lui fit y démêler, & il démontra, par la nature de ces signes, & par d'autres circonstances qui avoient échappé aux Jurés, que la prétendue aſſaſſinée étoit morte d'apoplexie; & la réhabilitation de l'innocent *Montbailly* fut le fruit heureux, mais tardif des connoiſſances ſupérieures de cet habile Chirurgien.

Si des Chirurgiens peuvent commettre, en obſervant l'extérieur du corps, des fautes auſſi graves; à combien plus forte raiſon des Medecins ne feront-ils pas expoſés à ſe tromper, lorſqu'il s'agira de ſtatuer ſur les effets intérieurs des poiſons?

Ces ſubſtances ſont encore telles que leurs proprietés relatives à leurs impreſſions ſur les organes intérieurs, ſont à peine connues, & qu'il eſt par conſéquent très-difficile de déterminer les changements opérés par ces ſubſtances pendant la vie, & le réſultat de ces changements après la mort.

Voilà cependant ce que les Juges demandent aux Médecins qu'ils conſultent ſur un empoiſonnement; voilà les queſtions auxquelles quelques-uns ſont aſſez malheureuſement diſpoſés pour ne pas héſiter de répondre, même lorſqu'ils vont affirmer.

A la vérité, quelques maladies peuvent être ſi promptement funeſtes, leurs ſymptômes ſi ſemblables aux effets de certains poiſons, & les organes intérieurs d'un cadavre ſi maltraités, que tous ces ſignes réunis autoriſent à ſoupçonner l'empoiſonnement, ſur-tout s'ils ſont tels que le ſoupçon tombe ſur les corroſifs, ſubſtances dont l'impreſſion allume ſubitement dans la machine un incendie général, ſuivi, dans peu d'heures, de l'abolition totale des fonctions, & de la mort. On conçoit qu'un concours unanime de pareilles circonſtances peut paroître déciſif, & arracher l'affirmation de l'homme le plus en garde contre ſes jugements.

Mais pour peu que les accidents ne ſoient pas auſſi ſenſibles, & que la vie des malades ſe prolonge, le temps amene la réflexion, & la moindre prudence impoſe le doute : alors le Médecin, juste & froid, au lieu de rechercher des preuves d'un crime incertain, pour les saisir plus sûrement, s'applique au contraire à examiner tout ce qui peut l'en dissuader ; il n'est convaincu de l'existence d'un délit que quand les faits ont détruit toutes les objections qu'il s'est faites.

Une conduite différente de la part d'un Médecin qui se propose d'éclairer les Juges sur un empoisonnement, pourroit devenir plus criminelle que l'empoisonnement lui-même.

Et, qu'on ne s'y trompe point ; les objections qui s'élevent contre ce crime, ne sont ni arbitraires, ni propres à favoriser l'impunité ; elles partent des principes de l'art auxquels un Médecin ne peut se dispenser de déférer, sans encourir la publicité de son erreur.

C'est pour faire sentir la force & en même temps l'utilité de ces objections, que l'on va rapporter ce qui s'est passé à l'occasion d'un prétendu empoisonnement par un corrosif.

Ce délit étoit en effet ſi peu vraiſemblable, que les Médecins appellés pour le conſtater, ont été parfaitement d'accord dans leurs obſervations ſur le malade & ſur le cadavre, mais d'avis totalement contraires dans les conſéquences qu'ils ont tirées de ces obſervations; tant les ſymptômes d'empoiſonnement ſont ſuſceptibles de paroître équivoques!

On n'examinera pas de quelle maniere cette diverſité d'opinions a influé ſur le parti à prendre dans l'affaire de la part des Juges, ni pourquoi ils ont préféré la déciſion affirmative à la négative : on ſe contentera, à l'exemple de M. *Louis* dans la cruelle affaire de *Montbailly*, & à l'aide des procès-verbaux, d'apprécier les circonſtances du fait, afin de l'éclaircir.

Si ce travail ne ſuffit pas pour éclairer les Juges indécis, ou qui devoient l'être, d'après la diſſention des Jurés, & qu'ils veuillent conſulter les

Auteurs ſur la conduite qu'ils auroient dû tenir en pareille occurrence, pluſieurs s'empreſſeront de la leur preſcrire, & entre autres, en ces termes : » Si le » rapport ne les ſatisfait point, ils doi» vent envoyer les procès-verbaux aux » Facultés de Médecine & de Chirur» gie pour avoir leur avis. » *De la foi des rapports des Médecins dans les cauſes criminelles*, en Allemand, *à Berlin*, 1780; paſſage cité dans *l'Eſprit des Journaux, Décembre 1783, page 85.*

Mais en attendant qu'on demande l'avis des Facultés ſur le fait ſuivant, & que ces Compagnies l'éclairciſſent dans tous ſes points, il ne ſera pas difficile de faire voir, ſans entrer dans d'autres détails que ceux des procès-verbaux, que dans toute autre procédure établie ſur les mêmes motifs, il n'y auroit, quelle que fût l'autorité des Jurés, pas la moindre apparence de délit.

FAIT,

Pour servir de point de vue dans ces Recherches.

Un homme d'environ trente ans, d'une condition honnête, très-maigre, & du tempérament bilieux, étoit tombé malade en prison, peu de jours après y avoir été jetté inopinément, sur une accusation grave portée contre lui, & il avoit été transféré à l'Hôpital. Les symptômes de sa maladie étoient, selon les procès-verbaux, » une colique vio» lente du bas-ventre, avec météorisme » & tension des hypocondres, vomisse» ment de bile verte, déjections bilieu» ses, jaunes & chargées de matieres » fécales, chaleur, rougeur, & douleur » de l'intérieur de la gorge, & de la » marge de l'anus; sécheresse de la bou» che, douleur de l'estomac, affoiblis» sement considérable, point de fievre

» dans le début, puis fievre continue » jusqu'au-delà du vingt-unieme jour. »

Une partie des Consultants déciderent que cet homme avoit été empoisonné par un corrosif. Un d'entre eux s'expliqua à peu près ainsi dans un procès-verbal particulier, après avoir fait d'inutiles efforts pour détourner les premiers de leur erreur.

» Pour avoir lieu de juger que N... » a été empoisonné, il faudroit non » seulement que sa maladie eût tous les » symptômes des maladies causées par » un poison corrosif, mais encore que » les symptômes qu'elle présente ne » fussent ceux d'aucune maladie spon- » tanée : or les symptômes de la mala- » die de N... ne sont pas ceux qu'au- » roit causé un poison, & il y a plu- » sieurs maladies qui, sans avoir été » causées par le poison, jettent les ma- » lades dans le même état, & dans des » états pires que le sien. Une bile dé- » pravée & fixée sur les membranes

» tendres & délicates des inteſtins, peut » avoir été la cauſe prochaine de la » maladie, ſans qu'il ſoit beſoin d'avoir » recours à un poiſon pour en rendre » raiſon; les paſſions de l'ame tendent » à dépraver la bile; la conjoncture où » s'eſt trouvé le malade accuſé, empri- » ſonné, peut avoir été la cauſe éloi- » gnée de cette dépravation; les coli- » ques, les vomiſſements, ſont les moin- » dres effets de cette affection ſponta- » née; elle cauſe la jauniſſe, la dyſſen- » terie, l'ulcere des inteſtins; bien plus, » la phrénéſie, la mort ſubite, ſi l'hu- » meur s'eſt fixée ſur le cerveau, en ont » été maintes fois les cauſes prochaines » ou éloignées. » Après d'autres détails qui motivent cette opinion, il conclud » que la maladie de N... doit » être attribuée à une cauſe naturelle » & ſpontanée.

Le malade mourut le quarante-troiſieme jour de ſa maladie, & ſon cadavre ouvert environ quinze heures après, devint le ſujet de nouvelles obſervations ; mais les obſervateurs, au lieu d'y trouver des motifs de conciliation, n'apperçurent que de nouvelles preuves de la juſteſſe de leurs premieres déciſions ; tant la maniere de ſaiſir les ſignes d'un empoiſonnement eſt ſubordonnée aux circonſtances !

Ils tomberent cependant d'accord ſur les faits concernant l'état du cadavre, & trouverent unanimement » l'épiploon » fondu & gangrené, les inteſtins li» vides, le méſentere ſuppuré dans plu» ſieurs points de ſon attache avec les » inteſtins, & gangrené dans d'autres, » & un tiers de l'eſtomac marqué d'une » tache gangreneuſe qui en effaçoit le » velouté dans cette partie. » Le reſte étoit indifférent.

Quoique le cadavre n'eût pas offert d'autres phénomenes plus concluants, les premiers Conſultants déciderent cependant » que l'état du bas-ventre étoit l'effet » *d'un poiſon corroſif admis dans l'eſto-*

mac

» *mac quarante-trois jours auparavant ;* »
& la tache gangreneuse de l'estomac, » l'effet *d'un autre poison pris la veille* » *de la mort.* »

Le dernier Consultant, au contraire, consigna les observations suivantes dans un procès-verbal particulier : » Il n'est » pas possible de juger, par l'inspection » d'un cadavre, de ce qui s'est passé » dans le corps vivant, au point de » déterminer quelle a été la cause de » la mort, sans qu'il y ait solution » de continuité ou lésion considérable » des parties : il n'y a aucune solu- » tion de continuité dans les parties » du cadavre de N., mais une lésion » considérable des visceres du bas-ven- » tre qui annonce qu'ils ont souffert » une inflammation qui est parvenue » à la suppuration de quelques-unes de » ces parties & à la gangrene des au- » tres ; mais cette lésion est la suite » naturelle de la plupart des inflam- » mations spontanées du bas-ventre,

» & de plusieurs maladies moins gra-
» ves & moins longues que celles de
» N. ; il n'est donc pas nécessaire ,
» pour en déterminer la cause, d'avoir
» recours à un empoisonnement.

» Il n'est fait mention dans les pro-
» cès-verbaux des symptômes de la
» maladie, ni de convulsions, ni de
» pouls convulsif, ni de vomissement
» sanguinolent, ni purulent, ni de sel-
» les sanguinolentes ni purulentes; seuls
» signes caractéristiques d'empoisonne-
» ment par un corrosif.

» Enfin on n'a présenté aucune subs-
» tance empoisonnée dont le malade
» auroit fait usage , & qu'on auroit
» analysée & éprouvée sur des animaux.

Il conclud » que ni les symptômes
» de la maladie de N., ni les signes
» tirés de l'inspection de son cadavre,
» ni aucun signe extérieur concernant
» le poison qu'il auroit pris, ne sont
» propres à faire juger qu'il a été em-
» poisonné. »

Dans un autre procès-verbal, tendant à concilier les opinions, le même Consultant a résumé « que la suppuration du mésentere & la gangrene
» des intestins sont une des terminaisons naturelles de la maladie spontanée, caractérisée par les symptômes du premier procès-verbal; qu'elles ne peuvent être regardées comme l'effet d'un poison que le malade auroit avalé, puisque l'estomac qui en auroit reçu les premieres impressions n'avoit ni érosion, ni ulcération, mais seulement une tache gangreneuse communiquée par la gangrene voisine des intestins; que les symptômes de la maladie & l'état du cadavre étant non-seulement tout différents de ce qui s'observe dans les maladies causées par les poisons corrosifs, mais encore ceux de plusieurs maladies spontanées, & qu'aucune substance corrosive, dont le malade auroit fait usage, n'ayant été soumise

» aux yeux des Consultants ni analysée ;
» si ces signes devoient être regardés
» comme des preuves de poison, il
» n'y auroit aucune maladie spontanée
» des intestins qui ne pût être attri-
» buée à un empoisonnement. »

Si ces objections ne prouvent pas que le malade, dont il est question dans cette observation, n'a point été empoisonné, elles suffisent au moins pour faire voir que les Médecins qui ont affirmé l'empoisonnement, l'ont fait très-légérement.

En effet, qu'un particulier tombe malade d'une maniere extraordinaire, que les symptômes de sa maladie ne soient ceux d'aucune maladie spontanée, qu'il meure subitement, qu'on trouve, dans le cadavre, l'estomac déchiré ou enflammé, qu'on en tire un corps étranger, liquide ou solide, qu'on l'analyse & qu'on le reconnoisse pour un poison corrosif; il sera vraisemblable que des Médecins qui auront apporté, à faire ces obſervations, toute la défiance qu'un tel ſujet exige, prononceront avec connoiſſance de cauſe que le malade a été empoiſonné ; mais qu'une ſeule de ces circonſtances manque, leurs déciſions dénuées de motifs ſe détruiſent d'elles-mêmes, & les procès qu'elles auroient autoriſés s'anéantiſſent.

Que, par exemple, un homme atteint d'une maladie commune qu'il aura contractée en priſon, ſoit inveſti de Juges & de Médecins ; qu'on l'interroge avec appareil, qu'il réponde qu'il *craint d'avoir été empoiſonné* ; qu'il diſe avoir *trouvé mauvaiſe une tiſanne* qu'il a bue en vomiſſant ; qu'on lui arrache que cette tiſanne, ou la bile qu'il vomiſſoit, avoit *un goût d'acide vitriolique*, goût qui n'étoit, ſans doute, jamais venu à ſa connoiſſance ; que les ſymptômes de ſa maladie ſoient ceux de l'inflammation des inteſtins ; qu'il l'eſſuye dans un des Hôpitaux les plus mal ſains du

Roy aume ; qu'elle parcoure les périodes des plus longues maladies aiguës & qu'elle l'emporte le 43e jour ; enfin qu'on trouve les inteſtins du cadavre tels qu'après les inflammations ſpontanées de ces viſceres ; qu'il ne ſe trouve aucun corps étranger , ni liquide , ni ſolide ni dans l'eſtomac ni ailleurs , que la matiere du poiſon n'exiſte pas, & qu'on déclare le ſujet empoiſonné ; n'eſt-ce pas confirmer que la plupart des maladies peuvent , par l'erreur des gens de l'art conſultés , donner matiere à une procédure criminelle ?

La matiere du dernier empoiſonnement , ſur-tout , que le malade auroit priſe la veille de ſa mort , que feroit-elle devenue ? Et auroit-elle échappé aux recherches de trois Médecins déſireux ſans doute de donner du poids à leur aſſertion ?

Puiſſent leur honnêteté & leur amour de la juſtice les détourner de prendre en mauvaiſe part les preuves ſuivantes de leur erreur ; & puissent-ils être persuadés, comme on le desire, que le fond des choses seulement, sans aucun dessein qui leur soit relatif, oblige à les contredire !

Trois choses exigent d'être examinées scrupuleusement lorsqu'il s'agit d'éclairer les Juges sur un empoisonnement : les symptômes de la maladie dans le corps vivant ; l'état du cadavre & la matiere du poison. Pour abréger, on négligera une foule d'autorités & on ne fera usage que des plus recommandables.

SYMPTOMES

De l'empoisonnement relatifs au fait précédent.

Les accidents causés par les corrosifs avalés ne ressemblent aux symptômes d'aucune maladie spontanée ; ce sont les convulsions, le pouls petit

& convulsif, le vomissement sanguinolent ou purulent, les selles sanguinolentes ou purulentes, la mort subite.

« Ils tuent (les corrosifs) avec in» flammation prodigieuse, un feu brû» lant, des douleurs atroces dans la » bouche, la gorge, l'estomac, les » boyaux, des vomissements affreux » & souvent sanglants, des selles san» glantes, des convulsions, des défail» lances, &c. *TISSOT, Avis au Peu» ple, tome 2, page 205.*

SAUVAGES dit, à la vérité, » qu'une légere décoction d'un corro» sif est un poison lent qui ne frappe » pas de mort subite; mais qu'il occa» sionne des diarrhées mortelles & jette » dans le marasme. » *Nosolog. méthod., tom. 2, pag. 636.*

VANSWIETEN, dans ses Commentaires sur *BOERHAAVE*, parlant des substances acres introduites dans l'estomac & de l'inflammation qu'elles causent, s'exprime ainsi : *imò dùm su-*

bitâ morte peremptorum cadavera lustrant Medici ut ad judices de causâ mortis referant, si inflammatum ventriculum aut erosum invenerint, acre venenum ingestum fuisse suspicantur. (*tom.* 3, *pag.* 146.)
» Quand les Médecins visitent le cada-
» vre d'un homme mort subitement,
» pour éclairer les Juges sur la cause
» de sa mort, & qu'ils trouvent l'esto-
» mac enflammé ou déchiré, ils soup-
» çonnent que le sujet a avalé un poi-
» son acre. »

Si donc le sujet d'une observation semblable à la précédente étoit *mort subitement*, après avoir souffert tout ce que *Tissot* vient de dire, & qu'on lui eût trouvé *l'estomac enflammé ou déchiré;* ou s'il eût été tourmenté pendant quarante-trois jours d'une *diarrhée* qui l'auroit jetté dans le *marasme*, on pourroit *soupçonner* l'empoisonnement, mais, certes, non pas l'affirmer.

La cause de l'inflammation des inteſtins ſe trouve naturellement, ſuivant le même auteur, dans la bile dégénérée, qui, portée à ces viſceres, *acrimoniâ ſuâ illa rodere & inflammare poterit ; undè inter effecta bilis turgentis & motæ, inflammationes, exulcerationes, putrefactiones inteſtinorum recenſentur.* (*page* 161.)

ÉTAT DU CADAVRE.

Ce qu'il y a de plus remarquable à l'égard des ſignes d'empoiſonnement tirés des cadavres, c'eſt que la gangrene des inteſtins regardée, dans le fait rapporté, par une partie des Conſultants, comme l'effet du poiſon, eſt la ſuite naturelle de pluſieurs maladies ſpontanées de ces viſceres, & qu'elle n'eſt jamais celle des empoiſonnements.

« Une *humeur* acre, dit *Boerhaave*, (*Aph.* 959) putride, » purulente, ichoreuſe, gangreneuſe, » *bilieuſe*, *atrabilaire*, venue de l'œ-

» ſophage, de l'eſtomac, du foie, de » la rate, du pancréas, de l'épiploon, » *fixée* (*Aph.* 960) *ſur les inteſtins*, » les contracte, enferme le canal, em- » pêche le paſſage des matieres, *les* » *enflamme*; l'inflammation *ſe commu-* » *nique à l'eſtomac*, au diaphragme, » aux muſcles du bas-ventre; elle » cauſe des *douleurs*, des *vomiſſements*, » des convulſions violentes, des *coli-* » *ques*, un abſcès, la *gangrene*, l'anéan- » tiſſement des forces, une mort très- » prompte. »

Ne voit-on pas là tous les ſymptômes de la maladie rapportée pour exemple, rangés parmi ceux des maladies ſpontanées ? Encore ne ſont-ce pas les plus graves & les plus propres à être confondus avec ceux de l'empoiſonnement.

Parmi les coliques ſpontanées propres à occaſionner la gangrene des inteſtins, les principales ſont la *colique inflammatoire*, cauſée par l'inflammation d'un des inteſtins grêles ; la colique *ſterco-reuſe*, par un amas de matieres fécales durcies & attachées aux parois des gros inteſtins ; le *miſerere* ou l'engainement des inteſtins qui en retrécit le calibre; un amas pituiteux ou bilieux dans le colon, ſelon FERNEL, BONNET, SAUVAGES, &c. enfin *les hernies.* Pour ſoupçonner un empoiſonnement, parce que les inteſtins du cadavre ſeroient gangrenés, il faudroit d'abord s'être aſſuré qu'aucune de ces maladies ne peut avoir cauſé la gangrene.

Mais non-ſeulement la colique inflammatoire, ou ſtercoreuſe, ou le miſerere, maladies dont les ſymptômes ſont aſſez analogues entr'eux, ſont plutôt caractériſées, par les procès-verbaux précédents, que l'empoiſonnement, il eſt encore évident que c'eſt l'une de ces maladies qui a occaſionné la gangrene, & que le poiſon ne peut en avoir été la cauſe.

Cela eſt prouvé par la durée de la

maladie du ſujet, qui, s'il eût été empoiſonné, n'auroit pu l'avoir été que par un poiſon lent, & par le paſſage cité de SAUVAGES, où il dit qu'un poiſon lent, de la nature des corroſifs, *cauſe une diarrhée mortelle*, tandis que ni cet auteur, ni aucun autre, ne parle de gangrene à cette occaſion; or le malade avoit ſi peu la diarrhée, qu'il exiſte au procès qu'on fut obligé, malgré l'état des inteſtins, de lui faire prendre un purgatif la veille de ſa mort.

Il y a plus: c'eſt qu'à l'article de la très-exacte Noſologie de cet Auteur, qui a pour titre: *gangræna à veneno*, (*tom.* 2, *pag.* 617) la ſeule gangrene cauſée par le poiſon, dont il ſoit fait mention, eſt celle qui procéde de la morſure de la vipere.

Les autorités favorables aux ſentiments que l'on vient d'expoſer ſe multiplieroient à l'infini, ſi l'on vouloit rapporter toutes celles qui ſe préſentent. Il en réſulte qu'il n'y auroit aucun ſymptôme d'empoiſonnement dans l'état des malades, ſemblable à celui qui eſt décrit dans les procès-verbaux précédents; que pluſieurs maladies ſpontanées reſſemblent excluſivement à la maladie qui y eſt décrite, & qu'elles ſont ſeules ſuivies des changements qui ont été obſervés dans le cadavre : que par conſéquent, bien loin de reconnoître ces ſignes réunis, lorſqu'ils ſe rencontreront, pour des ſignes d'empoiſonnement, il faut les regarder comme des preuves du contraire.

LA MATIERE DU POISON.

Mais quand un malade, ſoupçonné d'avoir été empoiſonné, ſeroit mort, au bout de quarante-trois jours, de diarrhée, & non pas de gangrene, quand il auroit eſſuyé tous les ſymptômes expoſés par *Tissot*, & qu'il ſeroit même mort ſubitement; un Médecin ne ſeroit pas encore fondé à décider qu'il auroit été empoiſonné : il faut, pour motiver une pareille déciſion, qu'aux ſignes précédents ſoit jointe la connoiſſance du poiſon.

Ce principe, que la raiſon impoſe, eſt conſigné comme la regle fondamentale des rapports en pareils cas, dans un ouvrage intitulé *Elementa Medicinæ & Chirurgiæ forenſis*, Elements de Médecine & de Chirurgie judiciaire, par M. *Plenck*, Docteur & Profeſſeur de Chirurgie à *Bude*, en Hongrie.

« L'unique ſigne certain, dit ce ſçavant Auteur, du poiſon adminiſtré, » eſt la connoiſſance botanique du poiſon végétal, & l'analyſe chimique » du poiſon minéral *qu'on aura découvert.* » *Voyez l'Eſprit des Journaux, Décembre 1783, page 98.*

Comment, en effet, oſer affirmer qu'un poiſon aura été adminiſtré, ſi on ne l'a pas découvert ? Cette découverte eſt d'ailleurs indiſpenſable pour éclairer les Juges incertains si le poison aura été pris par mégarde ou administré à dessein.

Le verd-de-gris trouvé dans les ustensiles de cuisine, ou découvert dans le cadavre & reconnu par l'analyse, quelques plantes vénéneuses employées par mégarde dans les ragoûts ou les tisannes, ne supposeroient point de crime ; l'arsenic, le sublimé corrosif & quelques autres substances de la même nature, découvertes & reconnues par l'analyse, seroient seules suspectes, il ne resteroit de difficulté, pour les Juges, qu'à distinguer le suicide de l'assassinat.

M. PLENCK entre dans d'autres détails intéressants, touchant les circonstances des accidents que l'on peut prendre pour des délits, & donne d'excellentes leçons sur la maniere de les apprécier ; il fait sur-tout attention à la *qualité nuisible de l'air des Hôpitaux & des prisons*, & à *l'ineptie des traitements* qui causent, dit-il, souvent la mort. *Esprit des Journaux, pag. 98.*

Il cite l'hiſtoire tragique de *Mont-bailly* pour obvier à de pareilles fautes, comme on a été obligé de rappórter ici un événement que l'on cherche à rendre, dans la ſuite, impoſſible.

CONCLUSION.

1° Le ſujet de l'obſervation rapportée ci-devant, n'ayant point eſſuyé les ſymptômes des maladies cauſées par le poiſon, ſon cadavre ayant été trouvé tout différent du cadavre d'un homme qui auroit été empoiſonné, & aucun poiſon n'y ayant été découvert, il eſt impoſſible qu'il ait été empoiſonné; 2° aucun autre ne peut en être ſoupçonné dans les mêmes circonſtances; 3° la Juriſprudence & la Médecine éclairées en partie par les recherches précédentes, ont beſoin de beaucoup d'autres lumieres ſur le même ſujet, pour prévenir d'autres bévues.

Res pluris faciendæ quàm auctoritates.

FIN.

www.ingramcontent.com/pod-product-compliance
Ingram Content Group UK Ltd.
Pitfield, Milton Keynes, MK11 3LW, UK
UKHW021030260726
13994UKWH00005B/2048